AF596822

QUELQUES OBSERVATIONS

SUR LA

FIÈVRE TYPHOÏDE

DANS LES PAYS INTERTROPICAUX (MARTINIQUE)

ET SES RAPPORTS AVEC L'IMPALUDISME

PAR

Paul BONNESCUELLE DE LESPINOIS

DOCTEUR EN MÉDECINE DE LA FACULTÉ DE PARIS

Médecin de la marine

PARIS

ALPHONSE DERENNE

52, Boulevard Saint-Michel, 52

1881

QUELQUES OBSERVATIONS

SUR LA

FIÈVRE TYPHOÏDE

dans les pays intertropicaux (Martinique)

ET SES RAPPORTS AVEC L'IMPALUDISME

INTRODUCTION.

L'étude de l'étiologie de la fièvre typhoïde a été depuis longtemps, et surtout pendant ces dernières années, l'objet de nombreuses recherches qui ont donné lieu aux interprétations les plus diverses : interprétations qui, nous devons le dire, n'ont pas encore jeté un jour suffisant sur cette intéressante question.

Autrefois, le plus grand nombre de médecins s'accordaient pour reconnaître à la dothiénentérie un caractère de spécificité miasmatique et immédiatement contagieuse ; plus tard, M. le professeur Chauffard et quelques disciples établirent sa genèse sur mille sources siégeant dans l'organisme lui-même, et arrivèrent à cette conclusion « que par notre milieu social et par nous-mêmes, nous concourions incessamment à sa génération. »

M. Stich admet que l'élément typhoïgène est renfermé

à l'état normal dans l'organisme, mais que sa nocivité est contrebalancée par les fonctions mêmes de l'organisme ou par l'élimination très rapide du poison.

M. le professeur Jaccoud reconnaît à la fièvre typhoïde trois origines : l'une extrinsèque ou miasmatique ; l'autre, spontanée ; la troisième, par transmission.

Enfin, tout récemment, M. le professeur Collin a nié la spécificité de la fièvre typhoïde, en établissant entre les fièvres paludéennes et celle-ci, une filiation continue.

Le but de notre thèse n'a pas été de chercher à émettre une opinion sur cette étiologie ; il eût été bien téméraire, en effet, de choisir un sujet débattu par des maîtres aussi éminents.

Nous nous proposons seulement de discuter la dernière opinion émise par M. le professeur Collin, en apportant des observations que deux années de séjour à la Martinique nous ont permis de recueillir avec soin, et d'étudier les rapports qui peuvent exister entre l'intoxication typhique et l'intoxication palustre.

Nous nous proposons, en outre, et ceci d'une manière incidente, de démontrer qu'en dehors de toute complication paludéenne, on peut observer la fièvre typhoïde légitime dans les pays intertropicaux.

Ce fait, quoique admis par un grand nombre d'observateurs, parmi lesquels nous pouvons citer M. le professeur Jaccoud, est mis en doute par bien des médecins qui pensent, que, dans ces climats, la fièvre typhoïde ne naît pas d'emblée et qu'elle y est seulement transmise.

Nous avons, à ce sujet, fait quelques recherches dans les archives de l'hôpital militaire de Fort-de-France, en consultant les registres et les rapports trimestriels, classés depuis l'année 1840, alors que M. le premier médecin en chef Catel dirigeait le service médical de la colonie.

Notre thèse comprendra donc :

1° Ces recherches.

2° L'opinion des observateurs modernes qui, comme nous, ont été à même de reconnaître la fièvre typhoïde dans les pays intertropicaux.

3° Nous aborderons l'étude des rapports qui existent entre la fièvre typhoïde et l'élément paludéen.

4° Nous étudierons les causes, la marche, la durée et le traitement de cette fièvre compliquée.

5° Nous exposerons nos conclusions.

Qu'il nous soit permis, avant de commencer, d'exprimer toute notre gratitude à M. le médecin en chef Langellier-Bellevue dont les conseils bienveillants et les rapports trimestriels nous ont été si utiles.

Nous devons aussi remercier nos collègues de la Martinique dont les avis amicaux ont singulièrement facilité notre tâche.

HISTORIQUE

ET OPINION DES AUTEURS ANCIENS

C'est en vain que parcourant les registres d'autopsies et les rapports trimestriels de l'année 1840 jusqu'en 1845, nous avons cherché le mot de « fièvre typhoïde » ; ce n'est qu'au mois de février de cette dernière année que nous avons pu le trouver, et encore le diagnostic est-il « gastro-entérite à forme typhoïde. »

Nous nous doutions assurément du résultat de ces recherches, puisque nous feuilletions les registres d'une époque où les idées de Broussais régnaient en souveraines, et où, ses disciples, à son exemple, ne reconnaissaient pas l'existence de fièvres essentielles et faisaient rentrer ces maladies dans la série des maladies locales.

Ce n'est pas à dire, pourtant, que tous les auteurs partageassent cette manière de voir. Nous trouvons, en effet, dans le « *Guide médicale aux Antilles* 1840 » de M. G. Levacher, une énumération des symptômes de la fièvre typhoïde, qui, quoique brève, n'en est pas moins probante.

« Il n'est pas de contrée, dit-il, où les périodes de la fièvre typhoïde arrivent plus ponctuellement. Dès leur début, leur marche semble écrite et arrêtée. Les jours impairs sont les plus graves et les applications de sangsues n'enrayent pas leur marche. La forme adynamique est la plus commune ; la suppuration des plaques de Peyer et des glandes de Brunner s'établit promptement et il est rare que dans le deuxième septenaire une crise favorable ne décide de la maladie. »

Mais, sans aucun doute, les théories Broussaisiennes étaient à cette époque en honneur parmi les médecins de la marine exerçant à la Martinique, et il nous est facile d'expliquer ainsi le nombre considérable de « gastro-entérites, et gastro-hépatites etc.... » signalées dans tous les rapports et l'absence complète de fièvres typhoïdes.

Nous ne voulons pas dire, certes, que toutes ces dominations doivent être regardées comme applicables uniquement à la fièvre typhoïde, car les feuilles de clinique nous ont montré qu'elles comprenaient les affections les plus diverses, pourvu que le tube gastro-intestinal fût atteint, et que la diarrhée et la dysenterie étaient aussi bien que l'embarras gastrique fébrile une gastro-entérite; mais en lisant avec soin un grand nombre d'autopsies nous y trouvons la relation de lésions telles, qu'il n'est pas possible de méconnaître la dothiénentérie la plus classique et diagnostiquée cependant « gastro-entérite ou hépatite ».

Qu'il nous soit permis d'en citer brièvement quelques-unes :

(N° 1) « Gastro-entérite » — Schall, Joseph, fusilier au 2me régiment, passager à bord de la *Médée* venant de France. Entré à l'hôpital le 3 décembre 1839, mort le 6 janvier 1840. *Habitude extérieure.* — Marasme général. *Tête* — N'a pas été ouverte.

Thorax — *Poumons* crépitants et présentant quelques légères adhérences avec la plèvre costale. *Cœur*. Sain.

Abdomen-Estomac distendu par des gaz; on y trouve environ deux onces de mucosités, muqueuse ramollie.

Intestins grêles. On aperçoit des ulcérations en très grand nombre, et principalement vers la fin de l'iléon qui est en sphacèle. *Ganglions mésentériques* tuméfiés.

(Arène)

(N° 2) « Gastro-céphalite » — Veisse Adam, fusilier à la 16e Compagnie du 2e régiment, entré à l'hôpital le 24 mai 1841, mort le 1er juin. Habitude extérieure — Embonpoint prononcé.

Tête Arachnoïde rouge, injection des vaisseaux à sang noir. Les ventricules latéraux renferment une cuillerée à café de sérosité.

Thorax. — Les organes thoraciques ne présentent rien d'anormal.

Abdomen. — Muqueuse gastrique ramollie. *Intestins*. Ulcération des glandes de Peyer et du tiers inférieur de l'intestin grêle. Le foie et la rate étaient sains, la vessie renfermait un peu de liquide.

Les ganglions mésentériques d'un volume fort remarquable et légèrement ramollis (Polin).

(N° 3). « Gastro-hépatite, » Pinson Jean, matelot de la goëlette « l'Antilope », entré à l'hôpital le 17 juin 1841, mort le 8 août.

Habitude extérieure. — Marasme.

Tête. — N'a pas été ouverte.

Thorax. — Les organes sont sains.

Abdomen. — Toute la muqueuse gastro-intestinale était

d'un rouge foncé ; nombreuses ulcérations vers la fin de l'intestin grêle.

Le foie présente une légère teinte ictérique.

La rate ramollie est gorgée de sang (Polin).

On voit par ces autopsies, qui nous paraissent caractéristiques de la maladie qui nous occupe, que quel que soit le diagnostic de « gastro-entérite ou céphalite ou hépatite » nous trouvons toujours mentionnées les ulcérations des plaques de Peyer et le ramollissement des ganglions mésentériques, et que par suite nous sommes fondés à penser que l'on avait affaire à de véritables fièvres typhoïdes.

Les feuilles de clinique viennent d'ailleurs à l'appui des néccropsies et nous pouvons citer celle du nommé Planchet Jean, gendarme royal, entré à l'hôpital le 1er août 1843. Malade depuis huit jours, il présenta successivement comme symptômes : une langue blanche au centre, rouge à la pointe et sur les bords, de l'insomnie, de la lassitude générale, des selles séreuses, du gargouillement dans la fosse iliaque, des taches rosées lenticulaires, puis une langue rôtie, des épistaxis et qui vit enfin son état s'amender au bout de quatorze jours.

Ces erreurs de diagnostic tiennent, comme nous l'avons déjà dit, à l'influence des idées qui régnaient alors en France, et l'on conçoit que l'histoire de la fièvre typhoïde à la Martinique soit intimement liée à celle de sa sœur des pays européens.

En 1845 Bouillaud avait généralisé l'idée de Broussais ; pour lui la gastro-entérite était due à une phlegmasie du tube digestif et ne devenait putride qu'autant que celle-ci se terminait par l'ulcération, la gangrène ou la suppuration de la muqueuse. Il reconnaissait la fin de l'iléon et la valvule iléo-cœcale comme lieu d'élection de ces ulcérations, et ajoutait « que si l'on s'étonnait qu'un foyer putride local pût produire des phénomènes putrides généraux, il fallait songer que les matières putrides du foyer pénètrent dans le sang au moyen des organes absorbants et lui communiquent le mouvement fermentatif, auquel la partie malade primitivement est elle-même en proie. »

Ces idées nouvelles jetèrent le désarroi dans les opinions médicales, de telle sorte que tels médecins réduisaient toutes les fièvres et phlegmasies en une seule qu'ils désignaient sous le nom de fièvre ou affection typhoïde, tandis que les autres pensaient qu'on ne pouvait séparer les fièvres essentielles des phlegmasies soit simples, soit compliquées d'un élément septique ou typhoïde.

C'est en ce moment que nous trouvons dans les registres de l'hôpital, cette incertitude de diagnostic qui fait qualifier une maladie de « gastro-entérite à forme typhoïde ». Nous pourrions appeler cette période, la période de transition.

Mais l'incertitude dure peu et dès la fin de 1846, les registres mentionnent un nombre relativement considérable de « fièvres typhoïdes » puisque neuf décès ont lieu de juillet 1846 au 1er janvier 1847.

A cette époque les caractères cliniques et les lésions dévoilées par les autopsies sont étudiés avec soin et nous en trouvons un remarquable exemple dans une autopsie faite par M. Barthélemy Benoit, aujourd'hui professeur, médecin en chef. Dans cette autopsie faite sur le nommé Chauvinault, voltigeur, le 13 mars 1847, les cavités crâniennes et thoraciques ne présentent rien d'anormal et voici les lésions de la cavité abdominale : « Les intestins sont distendus « par des gaz qui augmentent sa transparence et permettent « de distinguer à l'extérieur des taches plus ou moins « larges disséminées le long de la grande courbure des « anses intestinales et correspondant avec des plaques inté- « rieures d'une largeur égale.

La muqueuse du duodénum et du jéjunum ne présentent que quelques arborisations irrégulières plus ou moins étendues ; mais à mesure qu'on approche de la fin de l'intestin grêle, on rencontre des lésions très graves présentant divers degrés d'intensité d'altérations.

« A environ trois pieds avant la terminaison de l'iléon, « on trouve de nombreuses plaques de Peyer ; les plus consi- « dérables affectent une forme elliptique, d'autres une forme « arrondie ; elles sont disposées dans la direction longitu- « dinale de l'intestin et de diamètres différents. La plupart « sont en voie d'ulcération. En incisant ces plaques on « aperçoit une injection très prononcée des tuniques sous- « jacentes. C'est au voisinage de la valvule iléo-cœcale que « les plaques de Peyer présentent au plus haut degré les « traces manifestes d'un travail ulcératif étendu à toute leur « surface.

« Les ganglions du mésentère et du méso-colon sont « très développés, quelques-uns atteignent le volume d'un « œuf de pigeon, ramollis, violacés à l'extérieur, grisâtres « à l'intérieur, sans trace de suppuration. Rate hypertro- « phiée. Pancréas normal. »

La relation de cette autopsie prouve surabondamment non-seulement que la fièvre typhoïde existait à cette époque à la Martinique, mais encore qu'elle y était étudiée avec beaucoup de soin.

Il est vrai que le thermomètre dont on s'était bien peu servi jusqu'alors, venait de voir son usage se vulgariser par les travaux de MM. Gavarret, Monneret, Roger en France, et Traube-Wunderlisch et Barensprung en Allemagne, et pouvait donner au diagnostic une sanction qui n'existait pas auparavant.

Tous les médecins s'en servirent-ils également à la Martinique ? Nous en doutons, car ce n'est que dans les feuilles de clinique de ces dernières années que nous pouvons trouver la mention de la température.

Étant donnés donc, d'une part les idées profondément enracinées d'une école ancienne, de l'autre, l'absence de l'emploi du thermomètre, élément de diagnostic aussi indispensable, il n'est pas étonnant que la fièvre typhoïde fût mentionnée assez rarement à la Martinique, pour que son existence même fût mise en doute.

Il est en outre une autre cause qui a très probablement contribué à laisser dans l'ombre l'histoire de la fièvre typhoïde dans la colonie. Nous voulons parler des épidémies successives de typhus ictérode. Il ne serait pas étonnant que préoccupés des ravages produits par ces terribles épidémies les observateurs n'aient englobé un certain nombre de pyrexies dans la maladie régnante. Nous ne trouvons, en effet, que de rares cas de fièvres typhoïdes pendant ces époques néfastes.

La préoccupation produite par de sérieuses études a pu amener le même résultat. Quand le chercheur s'est fixé un but, il marche vers lui sans relâche, n'ayant que lui en vue et ne s'arrêtant pas à ce qui n'est pas lui.

C'est un défaut inhérent à la nature humaine et loin de le reprocher à ces travailleurs, nous devons au contraire les admirer dans leurs efforts, quoiqu'il puisse leur arriver parfois de rattacher à la maladie qu'ils étudient certaines affections qui cependant sont essentielles.

C'est ainsi que de 1876 à 1878, nous ne trouvons que très peu ou pas le mot de fièvre typhoïde.

A cette époque M. le médecin en chef Bérenger-Féraud préparait ce remarquable ouvrage qui devait jeter un jour nouveau sur la fièvre inflammatoire, et nous sommes convaincu que la tension de son esprit l'aura empêché de voir quelques cas de fièvre typhoïde légitime se présentant dans le cours de l'épidémie qu'il observait. C'est ainsi que nous trouvons daus une de ses feuilles de clinique, le diagnostic « fièvre inflammatoire » alors que les symptômes cliniques et la nécropsie démontrent clairement que l'on avait affaire à une fièvre typhoïde paludéenne.

Qu'il me soit permis de la résumer car elle est très longue ne comprenant pas moins de trente jours.

« Le nommé Prévotaux brigadier d'artillerie entre à l'hôpital le 8 mars 1877 ; dix-huit mois de séjour à la Martinique. Il est malade depuis trois jours.

A son entrée, le pouls est fréquent, douleurs dans les membres, rachialgie, érythème des bourses, langue suburrale, liseré gingival. Dès le 11 mars, le pouls devient dicrote, insomnie.

Le 12. — Pouls vibrant, insomnie, toux sèche, *taches*

rosées lenticulaires sur la peau du tronc, céphalalgie violente qui ne l'a pas quitté depuis le 9.

Le 13. — La langue est sablée dans les deux tiers postérieurs et rouge à la pointe et sur les bords.

Le 15. — Pouls dicrote. Subdélirium, mêmes taches rosées sous forme éruptive. Sécheresse de la langue. Taches ombrées. *Gargouillements dans les fosses iliaques.*

Le 16. — Respiration précipitée. Un peu de toux. Délire léger. État adynamique. Trémulation des doigts.

Le 18. — Pouls petit, dicrote. Délire complet pendant la nuit. Langue sèche.

Le 20. — *Légère moiteur hier au soir* à huit heures le thermomètre avait baissé de 4/10.

Le 23. — Exacerbation des symptômes fébriles. Subdélirium, abattement. Lèvres desséchées, gencives recouvertes d'un enduit fuligineux.

Le 24. — Enduit fuligineux tapissant la langue, les gencives et le fond de la bouche.

Le 25. — Mêmes fuliginosités: Météorisme. Selles et urines involontaires.

Cet état persiste avec des alternatives de mieux jusqu'au :

30 (soir). — *Moiteur peu commune* depuis ce matin dix heures. Langue humide. Selles et urines volontaires. La température est devenue sensiblement deffervescente.

Dès le 31, les symptômes s'aggravent de nouveau, la langue redevient sèche, les selles séreuses sont fétides, le délire reparaît.

Le 5 *avril*. — Impossibilité de compter le pouls. Carphologie. État soporeux. Selles et urines involontaires.

Enfin le 6 avril, le malade meurt après avoir présenté dans la journée les symptômes suivants : Agitation et délire incessant. Peau froide et couverte de sueurs visqueuses. Crépitation dans les fosses iliaques. Coma. Carphologie. Quelques petites saillies rougeâtres sur la peau du tronc.

Respiration brève, sèche, tremblements des doigts et des lèvres.

Cet homme avait des habitudes d'intempérance.

L'autopsie faite quinze heures après la mort révèle les lésions suivantes :

Habitude extérieure. — Amaigrissement, raideur cadavérique.

Thorax. — Poumons et cœur sains.

Abdomen. — *Estomac.* Lésions de la gastrite alcoolique. *Intestins.* Gonflés par des gaz et présentant çà et là des taches noires qui ont l'air d'indiquer des ulcérations de l'intérieur de l'intestin grêle et du gros intestin.

Intestin grêle. — Rien dans le duodénum et le jéjunum. Mais à 1 mètre 50 de la valvule iléo-cœcale l'intestin commence à être tapissé par une espèce de boue splénique s'enlevant par le lavage. Hypérémie et arborisations accentuées vers la fin de l'intestin grêle. A cet endroit on voit quelques follicules de Peyer un peu saillants, et à un mètre de la valvule on trouve quatre follicules profondément ulcérés.

Ganglions mésentériques. — Engorgés.

Foie. — Pèse 1930 grammes, hypérémie, couleur jaune grisâtre. Aspect de granit à la coupe. Les particules rouges sont d'un 1/3 à peine, et les parties grises de 2/3. Pas d'aspect graisseux. On peut penser que le sujet avait

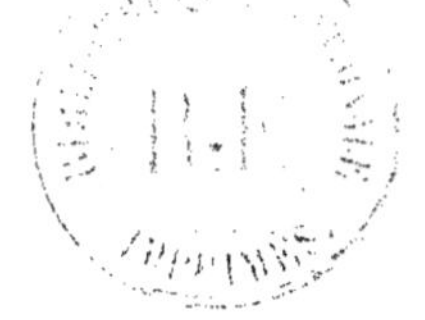

un commencement de ramollissement rouge sous l'influence des habitudes alcooliques.

Rate. Pèse 210 grammes. Couleur ardoisée. Boue couleur marron. *Reins* hypérémiés.

Nous ne pensons pas qu'on puisse mettre en doute, en lisant cette autopsie et en éliminant les lésions provenant des habitudes alcooliques du sujet, que les lésions de la fièvre typhoïde ne soient des plus marquées.

La feuille de clinique n'est pas moins probante.

Car outre que le thermomètre indique une exaspération vespérale régulière pendant 21 jours sur 30, nous trouvons tous les signes cliniques de la dothiénentérie, depuis les crépitations iliaques, le subdélirium, les taches rosées, jusqu'aux fuliginosités de la bouche et des lèvres. Notons pour mémoire un accès de fièvre intermittente apparaissant le 19 et le 30.

On pourra nous reprocher d'avoir placé dans la partie historique de cette thèse une observation aussi longue. Mais ne prouve-t-elle pas d'une façon remarquable : 1° Que la fièvre typhoïde existe à la Martinique (et qui dit Martinique, dit pays intertropicaux) ; 2° que malgré son existence elle n'a pas toujours été mentionnée?

En résumé nous pouvons conclure que par les feuilles de clinique et par les registres d'autopsies, nous avons la preuve de l'existence de la fièvre typhoïde à la Martinique au moins depuis 1840 ; et que si elle n'a pas été signalée nous devons chercher la cause de cet oubli, soit dans les erreurs de diagnostic provenant des idées d'une école ancienne, soit dans les préoccupations d'esprit des observateurs au moment des épidémies ou du travail.

On pourra nous objecter que ces observations démontrent, il est vrai, l'existence de la fièvre typhoïde à la Martinique, mais ne prouvent pas qu'elle s'y soit montrée d'emblée.

Nous ferons observer qu'à cette époque la navigation à voile rendait les traversées très longues; que par suite, il est difficile d'admettre l'incubation aussi prolongée d'un miasme typhique, alors que les passagers étaient, bien avant leur arrivée dans la colonie, soumis aux influences de l'état atmosphérique intertropical.

M. Levacher, que nous avons déjà cité, admet d'ailleurs déjà à cette époque l'existence de la fièvre typhoïde; et nous pouvons ajouter que nous avons été appelé nous-même à donner des soins, pour cette affection, à des créoles qui n'étaient jamais sortis de leur colonie.

On trouvera, d'ailleurs, dans la partie de cette thèse qui traite des rapports de l'élément typhique et de l'élément palustre, l'observation d'un jeune nègre qui n'avait jamais quitté la Martinique.

Depuis quelques années un nombre assez considérable de médecins de la marine admet l'existence de la fièvre typhoïde dans les pays chauds; et sans parler des médecins étrangers qui l'observèrent dans l'Inde, les *Archives de médecine navale* renferment les relations de MM. les docteurs Brassac, Carpentin et Dupont qui en ont vu de véritables épidémies à la Guadeloupe et à la Guyane. MM. L. Collin et Sorel l'observèrent en Algérie et dans la campagne romaine; enfin M. le professeur Torres-Homem l'a étudiée à Rio-de-Janeiro.

Nous allons étudier les opinions de ces divers observateurs.

OPINIONS ÉMISES PAR LES AUTEURS RÉCENTS

M. Brassac a constaté, en 1865, de véritables cas de fièvre typhoïde au « camp Jacob » (Guadeloupe) et ne fait aucune différence entre la fièvre typhoïde observée en Europe et celle qu'il a été à même de voir dans cette colonie. Il ajoute même que les créoles de toutes couleurs en étaient atteints.

Son opinion diffère donc de celle de Dutrouleau qui pense que : « la fièvre typhoïde dans les pays chauds ne présente pas l'ensemble complet et la succession des symptômes, la longue durée et tous les caractères anatomiques de la véritable fièvre typhoïde ; elle ne présente pas, dit-il, de stupeur bien marquée au début, rarement la crépitation ileo-cœcale, des douleurs vagues plutôt que localisées, quelques taches ecchymotiques, mais rarement des taches rosées lenticulaires. Après trois ou quatre septenaires elle cède généralement à la saignée et aux évacuants. Enfin, l'autopsie ne laisse voir que quelques plaques elliptiques rares vers la fin de l'iléon ; plutôt grises que dures et rouges, pointillées plutôt qu'ulcérées. »

Deux ans après, en 1867, M. Carpentin observe au même camp Jacob une nouvelle épidémie de fièvre typhoïde ; il note la plupart des symptômes énumérés déjà par M. Brassac, mais il remarque : « que la marche présente, tout en ayant la physionomie spéciale de l'Europe, plus d'irrégularité et de variabilité dans le nombre et la succession des symptômes. »

Il est fâcheux que cet observateur ne nous ait pas dit en quoi consistaient cette variabilité et cette irrégularité. L'épidémie, dit-il, a présenté moins de gravité que la plupart des épidémies de cette nature qu'on observe en Europe. Il constate, en outre, la transmissibilité de la fièvre typhoïde épidémique par les cas de quatre malades contractant cette maladie à l'hôpital où ils étaient entrés pour une autre affection.

En 1878, M. C. Dupont signale la présence de la fièvre typhoïde à la Guyane, fièvre typhoïde frappant non seulement les soldats nouvellement arrivés, *mais encore les créoles n'ayant jamais quitté la colonie et les individus de race colorée.*

(Ce fait avait déjà, en 1874, attiré l'attention de M. le médecin en chef Gourrier).

Suivant M. Dupont, la fièvre typhoïde dans les régions inter tropicales, même dans les zônes de la plus grande activité palustre, se montre avec la plupart des symptômes qu'elle présente en Europe. Elle est *plus rare* chez les individus colorés, les créoles et les européens résidant depuis plusieurs années dans les régions intertropicales.

Mais à côté de cette fièvre typhoïde franche, il observe une affection qui : « en affectant la forme de la dothiénenté-« rie fut *suivie* d'accès intermittents ; l'état typhoïde venant « se combiner ainsi plusieurs fois à l'intoxication palustre. » Il la nomme « rémittente typhoïde », et signale comme terminaison, des accès de fièvre intermittente légitime pendant la durée de la convalescence.

Enfin, il note l'absence des phénomènes pulmonaires,

celle des taches rosées lenticulaires et la présence de douleurs spléniques.

En présence d'une manifestation aussi évidente de l'élément palustre, et ayant assurément lu la note de M. le professeur Collin dans les *Archives générales de médecine*, M. Dupont reste dans le doute et se demande si véritablement la « rémittente typhoïde » ou « typhoïde palustre », est une transformation d'une fièvre à quinquina.

En effet, vers la même époque, 1878, M. le professeur Collin faisait paraître dans les « *Archives générales de médecine* », une note sur la fièvre typhoïde palustre où il combat l'idée de l'antagonisme, signalé par Boudin, entre la fièvre typhoïde et la fièvre intermittente, en s'appuyant sur les statistiques fournies par l'Algérie et la campagne romaine, pays palustres, où la fièvre typhoïde est fréquente.

Le professeur du Val-de-Grâce n'admet pas que la fièvre typhoïde palustre soit constituée par l'association éventuelle de deux éléments morbides, l'un palustre, l'autre animal ; elle n'est, suivant lui, que la transformation d'une fièvre d'origine palustre.

« Tout mouvement fébrile, accompagné d'une altération « profonde des sécrétions et d'accidents gastro-intestinaux, « peut entraîner le développement de la fièvre typhoïde. »

Et plus loin il ajoute :

« C'est par l'altération de l'organisme que, primitive- « ment palustre, la maladie devient secondairement « typhoïde, trouvant dans cette altération l'élément typhoï- « gène qui manquait pour sa formation d'emblée.

« Le groupe des fièvres typhoïdes et des fièvres palus- « tres est séparé d'une façon moins absolue qu'on ne l'ad-

« met généralement ; la maladie dite « fièvre typhoïde « palustre » est, dans la majorité des cas, non pas le ré- « sultat pathologique de l'association de deux éléments, « l'un palustre, l'autre typhoïgène provenant du milieu « ambiant ; elle résulte de la transformation dans l'orga- « nisme lui-même d'une forme primitivement palustre. »

Malgré la grande autorité qui s'attache au nom de M. le professeur Collin, nous pensons que la genèse qu'il donne à la fièvre typhoïde palustre peut être modifiée et c'est ce que nous tâcherons de faire dans la discussion des faits que nous avons pu observer.

Dans un rapport lu le 23 juillet 1880 à la Société médicale des hôpitaux par M. Lereboullet sur un travail présenté par M. Sorel, médecin-major aux hôpitaux de la province de Constantine, travail intitulé : » *Documents sur la fièvre typhoïde en Algérie* » nous trouvons que l'auteur n'admet pas la genèse de la fièvre typhoïde palustre tel qu'elle est donnée par M. Collin ; et se base pour cela sur l'observation qu'il a faite que :

« L'intermittence des accès fébriles signalant le début de « la fièvre typhoïde est un phénomène qui, bien que rela- « tivement rare, s'observe indépendamment de toute in- « fluence maremmatique et ne saurait nullement impliquer « l'idée d'une fièvre tellurique précédant la fièvre ty- « phoïde. » « Dans les deffervescences brusques précédant « la période des oscillations descendantes on ne peut voir la « manifestation d'un accès algide traversant la maladie. »

Enfin, M. Sorel conclue : « que la fièvre typhoïde évo- « lue suivant le mode qui lui est propre, mais que l'état de « convalescence peut réveiller l'activité du poison telluri-

« que chez un impaludé, ou favoriser l'intoxication chez « un sujet vierge, sans que, toutefois, la transformation « par auto-infection d'une fièvre primitivement palustre en « fièvre typhoïde puisse être affirmée. »

Nous dirons plus tard ce que nous pensons de cette nouvelle façon de voir, et nous allons terminer cette énumération d'opinions émises par celle de M. le professeur Torres-Homem.

Dans un traité paru en 1876 « *Estudo clinico sobre as febres* de Rio-de-Janeiro », M. le professeur Torres-Homem nous donne des renseignements précieux sur la fièvre typhoïde palustre.

D'après lui, la fièvre typhoïde, rare jusqu'en 1870, est devenue assez fréquente depuis 1873, différant peu de la fièvre typhoïde franche, légitime telle qu'on la décrit en Europe. Suivant les individualités, le génie épidémique, les saisons, elle se présente avec les formes thoracique, abdominale, cérébrale ou bilieuse ; mais ce sont les formes abdominale et bilieuse qui prédominent.

Très souvent l'affection débute par des accès de fièvre intermittente que la quinine n'enraye pas, et les intervalles apyrétiques deviennent de plus en plus courts. La fièvre devient alors rémittente avec exaspération vespérale franche, puis enfin continue et c'est alors que les caractères du typhus abdominal se déclarent.

La température est très irrégulière ; il est des cas où la différence de température entre le matin et le soir dépasse un degré et quelques dixièmes ; chez d'autres la chaleur du matin ne diffère pas de deux ou trois dixièmes de celle du soir. La marche est irrégulière et insidieuse. Enfin il faut noter comme caractère des plus importants que, dans la fièvre typhoïde le thermomètre n'atteint jamais 39°, 5 dans les vingt-quatre heures qui suivent l'apparition de la réaction fébrile, tandis que dans la « rémittente paludéenne typhoïde » la température dépasse ce chiffre.

Enfin la fièvre typhoïde n'est pas très grave.

M. Torres Homem signale aussi la « rémittente paludéenne typhoïde » qu'il est très difficile de dintinguer de la fièvre typhoïde paludéenne. Ces rémittentes se développent rapidement, ont une marche très courte et sont très graves. Enfin il conclue en ces termes : « Les accidents « typhiques, qui dominent le cadre nosologique, tendent « à prouver qu'au miasme paludéen s'ajoute un miasme « animal : de l'action combinée des deux principes morbi- « génes naît ou la « rémittente typhoïde paludéenne, » « ou la « fièvre typhoïde légitime » d'Europe, avec accès « intermittents bien caractérisés soit au début, soit dans le « cours, soit à la fin de la maladie.

« Dans cette intoxication mixte on aura, si le miasme « paludéen domine, une « rémittente typhoïde », alors « qu'on aura, si c'est le miasme animal, une « fièvre ty- « phoïde avec accès intermittents qui n'influent en rien sur la « marche de celle-ci. Dans le premier cas, on ne constate « à l'autopsie que les lésions de l'intoxication paludéenne « (altérations spléniques et hépatiques), et dans le deuxième « cas, on trouve toujours les lésions de la dothienentérie. »

Telles sont les opinions les plus récentes sur la fièvre tphoïde des pays chauds, et l'a ction ou plutôt l'influence que l'impaludisme exerce sur sa marche.

On est certes en droit d'être étonné de leur diversité,

puisque la fièvre typhoïde observée dans un nombre d'années relativement restreint et sous l'influence de conditions telluriques et climatériques à peu près semblables, a été considérée par les uns, comme identique à celle qu'on observe en Europe, pour les autres, elle a été accompagnée d'impaludisme ; encore parmi ces derniers, les uns n'ont vu les manifestations paludéennes que pendant la convalescence, les autres, dès le début de l'affection. Enfin, tandis qu'un observateur ne veut voir dans la fièvre typhoïde que la transformation d'une fièvre paludéenne, un second survient qui nie l'intercurrence de l'élément paludéen (du moins avant la convalescence), alors qu'un troisième fait marcher de pair les deux affections !

Ce n'est pas sans une certaine appréhension que nous allons aborder le chapitre de nos observations personnelles ; mais nous dirons simplement ce que nous avons vu et en tirerons les conclusions qui nous paraîtront les plus logiques.

ÉTUDE DES RAPPORTS

QUI EXISTENT ENTRE LA FIÈVRE TYPHOIDE ET LA FIÈVRE PALUSTRE

La fièvre typhoïde s'est présentée à nous, pendant notre séjour à la Martinique, sous deux formes : 1° à l'état légitime ; 2° compliquée d'accès paludéens.

Nous décrirons donc chacune d'elles en citant les observations que nous avons pu recueillir, nous réservant de discuter l'entité de la fièvre dite « rémittente typhoïde palustre » mentionnée par MM. Torres-Homem et P. Dupont.

1° *Fièvre typhoïde légitime*

Nous avons eu maintes fois l'occasion d'observer la fièvre typhoïde franche ou légitime à Fort de France ; mais cette forme, on le comprend sans peine, ne s'est montrée que chez les marins ou soldats dont la durée de séjour dans la colonie varie de deux à huit mois.

La fièvre typhoïde se révèle, alors que les phénomènes d'intoxication palustre ne se sont pas encore montrés. Nous concédons que cette fièvre typhoïde puisse être considérée comme importée, quand le malade n'est dans la colonie que depuis deux ou trois mois ; mais quand l'apparition des phénomènes typhiques n'a lieu qu'au bout de six à huit mois, et même vingt-deux mois, comme dans l'observation du nommé Fournier Jules, peut-on mettre en doute la production sur place de l'infection ? Quelle limite, dans ce cas, faudrait-il assigner à la durée de l'incubation pour admettre que le malade a apporté le germe avec lui ?

Nous pensons que dans les pays chauds l'élément typhoïgène évolue sous l'influence des mêmes causes qui le produisent en Europe, et que lorsque le malade n'est pas encore impaludé, l'affection est légitime et ne diffère pas sensiblement de celle que l'on observe dans les climats tempérés.

Sur quoi, d'ailleurs, se base-t-on pour refuser aux pays chauds le triste privilège de voir éclore cette maladie ? Sur l'élévation de la température ! Mais à la Martinique (comme dans toute colonie) il existe une ou deux saisons dites « des pluies » pendant lesquelles la température est sensiblement la même que celle de l'automne en Europe. Or, on sait que dans cette dernière contrée, c'est surtout pendant l'automne que les fièvres typhoïdes sont le plus fréquentes.

Nous avons dit que cette affection ne diffère pas sensiblement de celle qu'on observe en Europe.

En effet, comme elle, elle débute par un malaise général, de la lassitude dans les membres allant parfois jusqu'à la douleur, quelquefois des épistaxis, un peu d'hébétude dans le regard, de la céphalalgie et des selles séreuses. L'atmosphère qui entoure le malade prend une odeur spéciale, rappelant, ainsi qu'on l'a dit, celle de la souris, et assez prononcée sans doute à cause de la température ambiante. Le thermomètre, placé dans l'aisselle du malade, ne dépasse pas 38°,5 au début ; puis l'élévation se produit au bout de quelque temps ; mais les oscillations matinales et vespérales ne cessent pas d'être régulières.

Le gargouillement ou crépitation iliaque, les taches rosées lenticulaires se montrent peu à peu, et la maladie se juge généralement d'une façon favorable dans les deux ou trois premiers septenaires.

Contrairement à l'opinion de Dutrouleau, et d'accord avec M. Brassac, nous avons pu presque toujours observer l'apparition, quelquefois confluente, des taches rosées lenticulaires, ainsi que l'expression de stupeur de la face.

Mais il est d'autres symptômes qui, je crois, n'ont pas été mentionnés et peuvent cependant apparaître dans le cours d'une fièvre typhoïde, symptômes qui, du moins à la Martinique, étaient entrés dans le diagnostic de la fièvre inflammatoire et parfois de la fièvre jaune.

Nous voulons parler de l'érythème scrotal, du liseré blanchâtre des gencives et de la présence de l'albumine dans les urines.

Nous ne voudrions pas affirmer que ce syndrome soit spécial à la fièvre typhoïde, mais il n'est pas assurément l'apanage de la fièvre inflammatoire.

Nous l'avons, en effet, non-seulement observé nous-même dans la plupart des maladies fébriles, mais M. le médecin en chef, Langellier-Bellevue, sous les ordres duquel nous servions, et tous nos confrères détachés à l'hôpital militaire l'ont observé comme nous. Aussi M. Langellier-Bellevue a-t-il pu dire avec raison que ces symptômes, qu'il n'avait rencontrés jusqu'à présent que dans la fièvre inflammatoire, n'ont plus pour lui aucune valeur au point de vue du diagnostic différentiel.

A quoi pouvons-nous attribuer ce phénomène ? Est-ce à un changement survenu dans la constitution médicale du pays, ou à la fréquence de la forme abdominale? La présence de l'albumine dans les urines n'a rien qui puisse nous étonner quand la température du malade est arrivée au chiffre de 40°,5 ou 41°. Elle est due, sans doute, à un peu de néphrite.

Nous venons de dire que la forme abdominale est la plus commune ; c'est, en effet, ce qui a lieu, et les phénomènes nerveux sont la plupart du temps adynamiques. Si l'on considère, ainsi que le fait très judicieusement remarquer M. le professeur Lacassagne, que dans les pays chauds les organes abdominaux ont un excès de fonction, on s'expliquera parfaitement la fréquence de cette forme de la dothiénentérie.

Presque toujours un météorisme énorme se produit, pouvant même gêner le jeu des poumons et c'est ce qui faisait dire il y a quelques années à M. Langellier-Bellevue, dans un de ses rapports trimestriels : « J'estime que la terminaison fatale est souvent hâtée par la gêne excessive apportée au fonctionnement de l'appareil respiratoire. »

Les autopsies ne nous montrent que les lésions caractéristiques de l'intestin grêle et un peu d'hypérémie du foie ou de la rate.

Voici d'ailleurs quelques observation suivies des nécropsies qui démontrent, mieux que nous ne pourrions le faire, la légitimité de l'affection.

N° 1. — Fleury, Alexandre, 22 ans, soldat d'infanterie (Pas-de-Calais), huit mois de colonie. Malade depuis six jours à la suite d'une marche en colonne. Malaise au début, céphalalgie intense, douleurs lombaires et dans les membres, fièvre continue depuis trois jours. Entre à l'hôpital le 14 avril 1880. A l'entrée, peau chaude, sèche. T. 40°,2. P. 92. Céphalalgie sus-orbitaire. Langue saburrale au centre, rouge à la pointe et sur les bords. Gencives tuméfiées, rouges. Ventre sensible à la pression, gargouillements dans la fosse iliaque droite, *érythème scrotal léger*. Plusieurs selles séreuses.

Le 15. — Nuit un peu agitée, délire léger, selles fréquentes pendant la nuit, T. 39°, P. 88, langue chargée, sèche, céphalalgie intense. (Soir) T. 39°,2. P. 96.

Le 16. — Délire pendant toute la nuit, assoupissement ce matin. Langue sèche, râpeuse. Selles séreuses involontaires. T. 38°,5. P. 84 (soir). Délire, langue sèche, ventre ballonné. T. 39°,8. P. 96.

Le 17. — Délire nocturne T. 39°. P. 84. Selles fréquentes involontaires, langue sèche, ventre sensible. (Soir) délire T. 40°. P. 92.

Le 18. — Nuit plus calme, moins de délire T. 39°. P. 92. langue sèche, noirâtre. (Soir) T. 40° P. 96.

Le 19.— Délire nocturne T. 37°. P. 84. *Quelque taches rosées lenticulaires sur l'abdomen*. (Soir) T. 40°.5. P. 108.

Le 20. — Nuit calme, moins de délire, langue toujours sèche T. 39°,2. P. 88. Mêmes taches rosées. (Soir) T. 40°, P. 88.

Le 21. — T. 38°,7. P. 76 (Soir). T. 40°. P. 100 3 selles séreuses.

Le 22. — Langue moins sèche, nuit assez bonne, 2 selles, T. 39° P. 80 .(Soir) T. 40°, P. 100 légère hémorrhagie passive des gencives.

Le 23. — T. 39°,4. P. 80 un peu moins d'anxiété

dans la respiration, ventre toujours sensible. (Soir) T. 40. P. 88.

Le 24. — T. 38°,7, P. 84. toux fréquente. (Soir) T. 39°,8, P. 88.

Le 25. — T. 38°,9. P. 80. Hémorrhagies passives des gencives et de la langue. (Soir) T. 40° P. 88.

Le 26. — T. 37°,8. P. 80, langue plus humide. (Soir) T. 39°4. P. 90.

Le 27. — T. 37°,7. P. 80, langue encore un peu sèche mais moins saignante. (Soir) Peau sèche T. 39°,4. P. 90.

Le 28. — Hier au soir vers 5 heures, a été pris subitement de suffocation qui a duré toute la soirée. Perte complète de connaissance, respiration suspendue. Pas de pouls pendant plusieurs minutes. Ce matin, T. 38°,2. P. 80 plusieurs selles. (Soir) Journée calme T. 39°, P. 84.

Le 29. — Nuit calme, l'intelligence renaît, langue moins sèche. T. 38°,8, P. 80. Ventre souple. (Soir) T. 39°,8. P. 96.

Le 30. — Sommeil, langue encore un peu sèche, l'intelligence devient plus lucide, ventre souple, non douloureux T. 39°. P. 80. (Soir) Facies injecté T. 39°,7. P. 100.

Le 1er *mai*. — T. 37.4. P. 76. (Soir) T. 40°. P. 100.

Le 2. — T. 37°,3. P. 80 langue bonne. (Soir) T. 38°,3 P. 88.

Le 3. — T. 37°. P. 84 toux fréquente. (Soir) T. 38°. P. 96.

Le 4. — T. 37° 2. P. 80. (Soir) T. 38°, 8. P. 84.

Le 5. — T. 36°, 6. P. 84. (Soir) T. 37°6.

Le 6. — T. 36°,8 P. 84. Toux fréquente, langue belle, petite collection purulente au menton qui est ouverte.

Le 8. — Le malade est proposé pour un établissement mal.

Cette observation nous montre un jeune soldat ne se présentant à la visite que le septième jour de la maladie ; aussi n'est-il pas étonnant de trouver à son entrée une température de 40°, 2 ? Ce n'est que le vingt-quatrième jour qu'a lieu la défervescence à la suite de laquelle le thermomètre arrive, par quelques oscillations, à la normale. Tous les symptômes de la fièvre typhoïde franche ou légitime se sont montrés tour à tour, mais nous attirerons l'attention sur l'apparition de l'érythème scrotal que nous avons déjà mentionné comme accompagnant la plupart des affections fébriles.

N° 2. — Doyen Girou, né à Bordeaux, 21 ans, soldat d'Infanterie, 6 mois dans la colonie. Malade depuis six jours ; au début embarras gastrique avec fièvre continue. Epistaxis il y a deux jours, un peu de diarrhée. Ventre sensible à la pression. Langue saburrale. *Liseré gingival blanchâtre, pas d'érythème scrotal.* Entre le 10 avril 1880 à l'hôpital militaire.

Le 10. — T. 38° 5. P. 104. Douleurs lombaires, fatigue générale. Cet homme vient du fort Desain et se trouvait avant au fort Saint-Louis.

Le 11. — Insomnie, cauchemar quand il parvient à s'assoupir, toux sèche, épistaxis. T. 37° 2. P. 104.

(Soir). T. 38°,9. Selles fréquentes.

Le 12. — Langue sèche. Céphalalgie sus-orbitaire; gargouillements dans la fosse iliaque. T. 37°,9, P. 104.

(Soir). Épistaxis ce matin, cinq selles séreuses. T. 39°,5, P. 100.

Le 13. — Délire pendant la nuit. Céphalalgie persistante. Langue sèche, soif vive. *Quelques taches rosées lenticulaires*, un peu de météorisme. T. 38°, P. 84.

(Soir). T. 39°,3, P. 100. Douleurs abdominales, cinq selles séreuses; langue sèche, râpeuse.

Le 14. — Délire nocturne, trois épistaxis depuis hier au soir; langue sèche, trois selles séreuses. T. 38°,5, P. 96.

(Soir). A eu encore quatre à cinq épistaxis dans la journée, mais il y a peu de sang chaque fois. T. 39°,7, P. 84.

Le 15. — Nuit moins agitée; trois épistaxis depuis hier au soir, langue sèche, météorisme. T. 37°,8, P. 80.

(Soir). Céphalalgie, épistaxis à 4 heures. T. 39°,2, P. 84.

Le 16. — Nuit assez calme, grande faiblesse, quatre à cinq selles séreuses, langue toujours sèche. T. 38°,6, P. 84.

Le 17. — Langue moins sèche, trois selles. T. 37°,6, P. 72.

(Soir). T. 39°, P. 80.

Le 18. — Nuit meilleure, ventre mou, douloureux, cinq à six selles. T. 37°,5, P. 84 (Soir). T. 38°,7, P. 72.

Le 19. — Insomnie, langue sèche, ventre ballonné. T. 37°,7, P. 76. (Soir) T. 38°,8, P. 80. Se sent mieux.

Le 20. — Langue humide, peu de sommeil, ventre sensible à la pression. T. 37°,7, P. 68 (Soir). T. 38°,5, P. 68.

Le 21. — T. 37°,4, P. 72. (Soir) A eu une syncope qui a duré quelques secondes, facies injecté pendant celle-ci, pouls petit, fuyant. T. 38°, P. 80. Langue moins sèche.

Le 22. — Nuit bonne, trois à quatre selles, épistaxis. T. 37°,4, P. 68 (Soir). Quelques étourdissements depuis midi, faciès coloré, langue humide. T. 37°,2, P. 72.

Le 23. — Encore des étourdissements pendant la nuit. deux épistaxis depuis hier au soir, langue bonne, circulation ralentie. T. 37°, P. 48 (soir), deux syncopes. T. 37. P. 80. Pas d'épistaxis.

Le 24. — A eu vers 5 heures une syncope polongée, pâleur, pupilles contractées, résolution des membres, arrêt de la circulation plusieurs secondes, puis la face devient injectée, le pouls se relève et la connaissance revient. Cet état s'est présenté plusieurs fois pendant la nuit, mais avec une durée moins longue. T. 35. 6. P. 44. A 9 h. 1/2 perte de connaissance, refroidissement, lividité, mort.

Autopsie. — Faite vingt-deux heures après la mort.

Habitude extérieure : Rigidité, pas d'amaigrissement.

Cavité thoracique : Adhérences du poumon droit avec la paroi. Les deux poumons sont sains. Le cœur est d'un petit volume, ses cavités n'offrent rien de particulier ; les valvules et les orifices sont sains. Épanchement d'environ 70 grammes de sérosité dans le péricarde.

Cavité abdominale. — La rate a un volume assez considérable, son tissu ramolli.

Le foie, un peu congestionné a un volume normal. L'intestin grêle est ouvert dans toute son étendue, on y constate les altérations ordinaires de la fièvre typhoïde. Ulcérations très étendues des plaques de Peyer et des follicules isolés. Ces lésions existent dans presque toute l'étendue de l'iléon ; elles sont surtout très marquées au voisinage du cœcum. La surface intestinale est congestionnée, saignante, la muqueuse est considérablement ramollie. Les autres cavités n'ont pas été ouvertes.

Ce qui frappe dans la relation de cette observation, c'est le nombre considérable d'épistaxis vers les derniers temps de la maladie ; aussi pouvait-on prévoir une terminaison à bref délai. Nous ne ferons pas ressortir les divers symptômes présentés par le malade ni les lésions révélées par l'autopsie ; ce serait nous exposer à des redites dont la simple lecture de la feuille de clinique peut nous dispenser. Notons seulement que dans ce cas nous ne trouvons pas d'érythème scrotal, mais que par contre apparaît le liseré gingival qui manquait dans l'observation I.

N° 3. — Langrais François, 23 ans, né à d'Aubigny (Manche), soldat d'infanterie, 1 mois de colonie.

Entre à l'hôpital le 26 décembre, provenant du camp de Balata. Se dit malade depuis plusieurs jours. A une fièvre continue accompagnée de céphalalgie et douleurs lombaires.

Le 27. — T. 39°,2. P. 92, un peu dicrote. Langue sèche, rouge. Céphalalgie persistante. Peau couverte de sueurs. Abdomen légèrement météorisé. Douleur vives à la fosse iliaque droite. Selles séreuses, fréquentes pendant la nuit. Respiration un peu gênée, toux légère. A l'auscultation on constate un peu d'engouement du poumon droit. Soir, deux selles, T. 39°,5. P. 100.

Le 28. — Pouls à 96. T. 38°,8, *quelques taches rosées sur l'abdomen*, selles fétides abondantes. Soir, T. 39°,4. P. 104. Respiration anxieuse, ventre ballonné.

Subdélirium pendant la nuit, deux selles, ventre ballonné, T. 40°2. P. 108. On constate une parotidite double énorme. *Taches pétéchiales* sur le corps, principalement au haut des cuisses.

(Soir) T. 40°,2 P. 128. Anxiété croissante de la respiration, ventre toujours ballonné.

Le 30. — T. 40°, P. 132. Respiration précipitée, sifflante, teinte cyanosée des extrémités, délire pendant la nuit. Le malade ne répond pas aux questions et ne peut tirer la langue. Soubresauts des tendons. La parotidite a légèrement diminué. Carphologie. Agonie dès 10 heures du matin, mort à midi.

Autopsie.

Habitude extérieure. — Sujet vigoureusement constitué, pas d'amaigrissement, la face porte les traces d'une parotidite.

Cavité thoracique. — Les deux poumons sont le siège d'une hypostase considérable, les sommets seuls sont indemnes. On constate cependant au sommet du poumon gauche un petit foyer apoplectique. Le cœur est augmenté de volume, ramollissement notable, il est graisseux dans sa totalité. Pas de caillots, les cavités sont vides.

Cavité abdominale. — Toute la masse intestinale est dilatée par des gaz. L'intestin grêle est le siège de quelques arborisations. Ouvert dans toute son étendue, il permet de constater les lésions suivantes : dans le tiers inférieur de l'organe un grand nombre de plaques de Peyer sont hypertrophiées, elles font une saillie notable. Plusieurs, surtout dans la dernière partie de l'iléon, sont ulcérées. Au niveau du cœcum une de ces ulcérations est beaucoup plus étendue et plus profonde ; la perforation de l'intestin est imminente en ce point. La partie supérieure de l'organe est intacte. Estomac normal. Les ganglions mésentériques sont notablement hypertrophiés. La rate n'est pas ramollie, mais elle présente un volume et un poids double de la normale. Le foie n'a rien de particulier. Les autres cavités n'ont pas été ouvertes.

Dans cette observation nous voyons apparaître un phénomène critique assez fréquent dans la fièvre typhoïde, nous voulons parler de la parotidite. Les anciens observateurs attachaient une grande importance à la non disparition de ce phénomène, et pronostiquaient une terminaison fatale quand ils le voyaient s'effacer avant que la convalescence ne fût franchement établie. Le cas de ce malade semble confirmer leur assertion, et nous voyons en effet, à la date du 30 la parotidite diminuer au moment où le malade va entrer en agonie.

Nous remarquerons, en outre, que ni l'érythème scrotal, ni le liseré gingival ne se sont montrés, fait qui démontre bien l'inconstance de ces symptômes.

En résumé : cette fièvre typhoïde, non compliquée d'éléments paludéens, est parfaitement légitime, et ne diffère en rien de celle qu'on observe en Europe, et nous ne sommes pas surpris que MM. Brassac et Carpentin l'aient observée au camp Jacob. L'altitude du camp place les soldats dans des conditions climatériques à peu près semblables à celles des pays tempérés.

Cette fièvre typhoïde est moins grave peut-être que celle

que l'on observe en Europe, car les décès sont relativement rares, mais la durée de la convalescence est très longue.

Nous ne dirons rien du traitement qui est le même que celui qui est indiqué dans les traités de pathologie, et qui peut se résumer dans ces deux termes : toniques et lotions froides.

FIÈVRE TYPHOIDE PALUSTRE

OU FIÈVRE TYPHOIDE AVEC ACCÈS INTERMITTENTS INTERCURRENTS.

Nous voici arrivé à la forme la plus intéressante, sans contredit, de la fièvre typhoïde que nous avons pu observer, nous devons ajouter que c'est aussi la plus commune.

En effet, le chiffre des entrées à l'hôpital pour cette forme de la dothiénentérie, pendant l'épidémie de 1879, est éloquent. Dans le relevé que nous avons pu faire, d'après les rapports trimestriels de cette année, nous notons 57 cas de fièvre typhoïde, sur lesquels six seulement ont évolué sans complications, tandis que 51 se sont compliqués de fièvre intermittente ; tous ces cas ont été observés pendant le premier trimestre.

Dans le second, neuf cas seulement se sont présentés et *tous* accompagnés d'accès paludéens.

Enfin dans le troisième trimestre, nous ne relevons que quatre cas présentant encore les mêmes manifestations de l'impaludisme.

Nous avons observé bien rarement cette forme chez les nouveaux arrivés dans la colonie ; elle est l'apanage des acclimatés, des créoles de race blanche et des hommes de couleur.

Disons avant de commencer la description de la fièvre typhoïde palustre que son étude n'est point des plus faciles ;

ce n'est que le thermomètre en main que l'on peut se rendre compte des manifestations de l'élément paludéen, et l'observation sévère est d'autant plus difficile que les accès intermittents sont parfois très irréguliers et nécessitent la présence en quelque sorte continue d'un observateur dans l'hôpital.

Souvent le malade, à son entrée, accuse des accès de fièvre intermittente, bien caractérisés par leurs trois stades, depuis quatre ou cinq jours, ou quelquefois même moins. Ces accès ont été tierces ou quotidiens, puis les symptômes typhiques se déclarent, et pendant le cours de la dothiénentérie, les accès paludéens continuent à se manifester ; c'est ce que nous démontrera l'observation I.

Souvent aussi, le malade n'a jamais eu d'accès paludéen ; il se présente à la visite avec les symptômes d'une fièvre typhoïde à son début, et ce n'est que vers le septième jour (observation II) que le premier accès intercurrent se déclare.

Parfois un accès unique ouvre la scène ; le malade, pris de frissons, voit l'accès se confirmer ; la température, sans être excessive, se maintient, même après le stade de sueurs, bien au-dessus de la normale et marque le début de la dothiénentérie. Celle-ci suit son cours, on attend en vain l'apparition du second accès, et ce n'est que vers le huitième jour qu'il se manifeste. Observation III.

Nous avons vu, dans l'observation IV qui est celle d'un infirmier noir, les accès paludéens ne se montrer que trois fois dans le cours d'une fièvre typhoïde assez longue et cela à des intervalles très éloignés et irréguliers.

Enfin, il n'arrive malheureusement que trop souvent que

dans le cours d'une fièvre typhoïde bien caractérisée, un accès pernicieux survient soit algide, soit à forme congestive ou comateuse qui enlève le malade en quelques instants.

Cette intervention du miasme paludéen donne-t-elle à la dothiénentérie un cachet spécial excessivement marqué?

Nous pouvons répondre, non. Pendant les intervalles qui séparent les accès paludéens elle est identique à celle que l'on observe en Europe, à la fièvre typhoïde légitime, et ce ne sont que les frissons (malgré la température élevée) le degré thermométrique et les sueurs profuses qui, pendant l'accès intercurrent, donnent à la typhoïde palustre une physionomie spéciale momentanée.

L'observation II est vraiment remarquable et nous pourrions la proposer comme type de ces accès paludéens venant pour ainsi dire se greffer sur une dothiénentérie. En effet, pendant les journées du 10 et du 11 (le thermomètre marquant 39° degrés à la visite, faite à deux heures de l'après midi), le malade est subitement pris de frissons, puis l'élévation thermique atteint rapidement 40°,5 pour redescendre sept heures après et à la suite de sueurs abondantes à 39° qui était la température initiale!

Quand l'élément paludéen s'est ainsi manifesté, il est bien rare qu'il abandonne l'organisme en même temps que cèdent les phénomènes typhoïdes. On peut être assuré de le voir se montrer de nouveau pendant la convalescence et ne disparaître qu'après la guérison complète.

Nous allons reproduire ici les observations dont nous avons déjà parlé et qui ont été recueillies avec soin dans le service de M. le médecin en chef Langellier-Bellevue. Elles présentent les divers modes de l'intercurrence paludéenne tout en ayant l'avantage de nous donner les lésions révélées par l'autopsie. Enfin elles nous donnent un exemple de sa marche dans la race colorée.

Observation I.

Fournier Jules, 24 ans, né à Neufchâtel (Seine-Inférieure), vingt-deux mois de colonie. A fait déjà quatre entrées à l'hôpital ; trois pour la fièvre intermittente et une pour la dysenterie.

Entré à l'hôpital le 1er mai 1880, pour embarras gastrique. A depuis quelques jours des accès paludéens quotidiens débutant vers deux heures de l'après-midi pour se terminer pendant la nuit.

Céphalalgie, pouls fréquent, peau moite, langue saburrale, nausées, ventre sensible, douleurs lombaires et dans les membres.

Le 2 — Hier au soir transpiration abondante. Ce matin céphalalgie , langue chargée, trois selles.

Enduit pultacé des gencives. Erythème scrotal. — T. 38°,5. P. 80. (Soir) Deux selles. T. 38°. P. 80.

Le 3. — Gargouillement dans la fosse iliaque droite. T. 38°,6. P. 80. (Soir) Transpiration abondante T. 38°,9. P. 100.

Le 4. — Pas de selles depuis hier matin. Même gargouillement. Langue large, humide. T. 37°,8. P. 68. (Soir) Même état. T. 38°,8. P. 92.

Le 5. — T. 38°,8. (Soir) 39°,9.

Le 6. — Transpiration abondante pendant la nuit, langue chargée. T. 38°,3. P. 80. (Soir) T. 38°,6. P. 100,

Le 7. — T. 39°. P. 80. Deux selles. Langue sèche. Taches rosées lenticulaires. (Soir) T. 40°. P. 96.

Le 8. — Transpiration pendant la nuit. Plusieurs selles. Langue sèche. Erythème scrotal tendant à l'ulcération. T. 39°. P. 80. (Soir) T. 39°,4. P. 80.

Le 9. — T. 40°,3. P. 80. Injection des conjonctives et de la face. Langue chargée, sèche, pas de sommeil. (Soir) T. 39°,5, P. 94.

Le 10. — La chaleur a reparu ce matin vers 6 heures. T. 40°. P. 94. Transpiration abondante cette nuit. Langue humide. (Soir) T. 40°,2. P. 96, plusieurs selles.

Le 11. — T. 38°,6. P. 80. Peau moite. Epistaxis, pas de selles. (Soir) T. 38°. P. 80.

Le 12. — T. 39°,5. P. 80. Langue moins sèche. Ventre moins douloureux. Teinte subictérique des conjonctives. (Soir) T. 40°,1.

Le 13. — T. 40°. P. 84. Vomissements hier au soir. Chaleur très forte dans la soirée. Céphalalgie. (Soir) T. 39°,1. P. 92.

Le 14. — T. 40°,3. P. 84. Nuit assez bonne. Trois selles. (Soir) T. 39°,8. P. 104.

Le 15. — Transpiration abondante pendant la nuit. T. 39°,4. P. 100. Nausées.

L'affection suit ainsi son cours jusqu'au 17 juin, époque à laquelle le malade quoique en convalescence est pris d'un violent accès de fièvre intermittente.

Dans le cours de cette fièvre typhoïde, les manifestations de l'impaludisme qui avaient depuis longtemps précédé celles de l'élément typhoïgène ont assurément dominé la scène. Régulièrement quotidiens au début, les accès affectent la forme tierce pendant la majeure partie de la durée de la maladie ; puis cessent tout à fait pour se montrer de nouveau pendant la convalescence. Signalons, outre les taches rosées lenticulaires et les épistaxis, la présence de l'érythème scrotal allant presque jusqu'à l'ulcération et l'enduit gingival.

Observation II

B..., Joseph, 22 ans, né à Gün (Charente-Inférieure), fourrier à bord de la « *Magicienne.* »

Entré à l'hôpital le 6 juin 1880, il est porteur de la note suivante donnée par le médecin-major : « Cet homme « a eu, peu après le départ de France, une pneumonie pour « laquelle il est resté vingt-cinq jours à l'hôpital du bord. « Ne s'est jamais remis complètement au point de vue « des forces. Depuis deux jours a été pris de fièvre continue « avec céphalalgie violente. Altération du visage. Douleurs « lombaires. Légère tuméfaction de la rate. Diarrhée abon- « dante. La température n'a pas varié entre 39° et 39°,4. « Traitement : Ipéca. Pot. : ext. de quinquina. Sulf. de « quinine. »

Le 6. — (Soir) T. 39°,9. P. 104. Le malade ne sait à quelle cause attribuer la maladie dont il n'est réellement atteint que depuis deux jours, quoique quelques jours auparavent il se sentît « tout mal à l'aise. » L'affection, dit-il, a débuté par de la fièvre accompagnée de diarrhée et de coliques vives. — Langue blanche et un peu sèche. Soif vive. Ventre légèrement ballonné, douloureux à la pression et résonnant à la percussion. Gargouillement dans la fosse iliaque droite. Céphalalgie. Pas de douleurs lombaires. Urines belles.

Le 7. — T. 38°,7. P. 92. Un peu de sommeil pendant la nuit dernière. Selles nombreuses, liquides, même état du ventre. Langue plus sèche que la veille (Soir). T. 39°,5. P. 92. Vomissements bilieux.

Le 8. — Insomnie T. 39°. P. 96. Même état du ventre qui se météorise (Soir). T. 39°,4. P. 94.

Le 9. — Les vomissements ont cessé. Nuit calme. Selles séreuses nombreuses T. 39°. P. 88 (Soir). Les vomissements ont reparu et avec eux le météorisme s'accentue davantage, légère excitation cérébrale. T. 39,°5. P. 96.

Le 10. — T. 39°,2. P. 80. deux selles par un lavement (Soir). A 2 heures, la température étant à 39°, le malade est subitement pris de frissons et la température s'élève bientôt à 40°,5 où elle demeure stationnaire jusqu'à 9 heures du soir et, après une transpiration abondante, elle retombe à 39°. P. 96.

Le 11. — T. 39°. P. 84. Après l'accès de la nuit dernière, le malade a pu sommeiller. Plusieurs selles par un purgatif. Ce matin la langue est sèche, mais moins qu'hier. Ventre ballonné.

(Soir) T. 39°, p. 96. A deux heures le malade est encore pris de frissons à la suite desquels la température s'élève à 40°,5, pour revenir, vers les dix heures du soir et après transpiration, à 39°.

Le 12. — T. 39°,2. P. 92 (Soir). Les mêmes phénomènes fébriles se révèlent aux mêmes heures de la soirée, mais cette fois sont plus persistants et accompagnés d'une céphalalgie violente. T. 40°,5. P. 94.

Le 13. — La céphalalgie persiste. T. 39°,5. P. 100. Malgré les selles nombreuses et caractéristiques, le météorisme abdominal est très prononcé.

(Soir) T. 40°,2. P. 100.

Le 14. — T. 39°,2. P. 100. Céphalalgie intense. Toux fréquente. Expectoration spumeuse avec quelques stries de sang. (Soir) T. 40°,2, P. 100.

Le 15. — T. 39°,7. P. 100. Nuit très mauvaise. Même état général. Toux, à l'auscultation on constate une congestion hypostatique des deux poumons. (Soir) T. 40°. P. 100. Même état. Ventre très ballonné.

Le 16. — T. 40°, P. 100. Éruption sur le ventre de taches rosées lenticulaires confluentes. Nombreuses pétéchies sur la poitrine et les membres supérieurs. Le ballonnement du ventre persiste. Les symptômes pectoraux ont notablement diminué d'intensité. (Soir) T. 40°,3. P. 104.

Le 17. — T. 40°, P. 100. Langue rôtie très sèche, fuligineuse. Même état du ventre malgré l'émission de nombreuses selles. (Soir) Délire, selles involontaires. Soubresauts tendineux. T. 40°,4. P. 120.

Le 18. — T. 40°,3, P. 120. Râles bronchiques dans toute la poitrine. Carphologie, stupeur. Même état du ventre. (Soir) T. 40°,5, p. 136. A neuf heures du soir l'agonie commence et se termine par la mort à deux heures du matin.

Autopsie faite 8 heures après la mort.

Cavité thoracique. — Engouement des deux poumons à leur partie postérieure. Le cœur est sain.

Cavité abdominale. — Dans toute la longueur de l'iléon, nombreuses plaques de Peyer, les unes gauffrées, d'autres ramollies, quelques-unes, enfin, fortement ulcérées : Celles-ci siègent dans la dernière portion de l'intestin grêle.

Ganglions mésentériques. — Un petit nombre d'entre eux présente un commencement de ramollissement au centre. *Rate* énorme, elle pèse 425 grammes, son tissu, carnifié et dur, a subi vers le centre de l'organe un commencement de ramollissement.

Tous les autres organes sont sains.

Nous pensons qu'il est peu d'observations aussi intéressantes. Ce malade, en effet, était arrivé depuis deux mois à peine dans la colonie ; il contracte la fièvre typhoïde à son bord et les premières manifestations de l'intoxication paludéenne se révèlent dans le cours de son affection d'une façon vraiment remarquable. Dans les deux premiers accès la température revient après le stade de sueurs au même chiffre que celui qu'elle possédait avant les frissons, et cela, pendant deux jours et à la même heure. Dans le troisième la rémission matinale est moins complète.

De plus, trois accès seulement apparaissant dans une période de quinze jours, il est bien évident que l'élément typhoïgène a joué le principal rôle et que par suite l'élément paludéen n'est venu que se greffer en quelque sorte sur le premier.

Les lésions révélées par l'autopsie sont celles que produisent l'une et l'autre intoxication.

Observation III

Bellomet Louis, 23 ans, né à Rémilly (Ardennes), caporal d'infanterie, six mois de colonie. Provient du camp de Balata, a fait deux tournées dans l'île. Envoyé à l'hôpital le soir du 27 avril 1880 pour embarras gastrique fébrile. Malade depuis cinq jours. Malaise. Courbature. A eu dans la journée un accès de fièvre débutant par des frissons. La transpiration s'est établie vers huit heures et demie du soir.

Le 28. — T. 38°,3. P. 72. Langue chargée au centre, rouge sur les bords. Un selle séreuse, fatigue générale. Soir, T. 39°. P. 84. Un peu d'enduit pultacé des gencives.

Le 29. — T. 38°,8. P. 84. Langue humide. selles nombreuses. Soir, T. 39°. P. 92.

Le 30. — T. 38°,7. P. 92. Quelques taches rosées sur l'abdomen. Soir, T. 39°,2. P. 88.

Le 1er *mai*. — T. 38°. P. 88. Soir, T. 39°. P. 88.

Le 2. — T. 37°,8. P. 96. A eu une forte transpiration hier au soir vers huit heures et demie. Langue humide. Selles après un lavement. Soir, T. 38°,2. P. 88.

Le 3. — T. 37°,6. P. 72. Soir, T. 39°,2. P. 116. Commencement de transpiration.

Le 4. — Transpiration abondante pendant la nuit et la soirée d'hier. T. 36°,8. P. 76. Soir, T. 37°,9. P. 92.

Le 5. — T. 37°,8 P. 76. (Soir). T. 38°,6. P. 80.

Le 6. — Forte transpiration pendant la nuit et la soirée d'hier. Langue humide, T. 36°,8. P. 80. (Soir), T. 39°. P. 116.

Le 7. — T. 37°. P. 80. Transpiration pendant la nuit. (Soir) T. 39°,2. P. 100.

Le 8. — Nuit bonne. Langue belle. 7 à 8 selles depuis hier au soir, T. 37°,2. P. 80. (Soir) T. 39°. P. 120.

Le 9. — T. 36°,6, P. 92. Peau moite, a eu une bonne transpiration hier au soir (Soir). T. 38°,2. P. 85.

Le 10. — T. 36°4. P. 84. Est bien. (Soir) T. 38°4. P. 88.

Le 11. — T. 36°,2. Un peu d'angine pultacée. (Soir) T. 37°. Fausses membranes dans le pharynx.

Le 12. — Les membranes ont diminué. Déglutition un peu pénible.

Part le 26 pour les Pitons.

Ainsi que nous l'avons déjà dit, un accès paludéen se montre le sixième jour de l'affection, et ce n'est que quatre jours plus tard que le deuxième apparaît suivi de deux autres à forme tierce. Puis, immédiatement après le dernier de ceux-ci, apparaissent quatre autres accès quotidiens, qni paraissent être le dernier effort de l'élément paludéen qui disparaît complètement.

Observation IV

Vincent Adiol, 23 ans, né aux Anses d'Arlet (Martinique). Infirmier noir à l'hôpital militaire. Malade depuis deux jours. Accès de fièvre ayant débuté sans frissons et qui n'a pas cessé jusqu'à l'entrée du malade. Entré le 8 octobre 1880.

Le 8. — Fièvre, douleurs lombaires et dans les membres céphalalgie vive. Peau chaude, sèche. Langue saburrale. Insomnie. Anorexie, T. 39°,8. P. 92 (soir) T, 40°. P. 100.

Le 9. — T. 39°,6. P. 96. Nuit mauvaise. Vives douleurs abdominales, exagérées par la pression. Langue saburrale au centre, rouge à la pointe et sur les bords. Céphalalgie (Soir). T. 39°,8. P. 88.

Le 10. — Nuit assez bonne T. 39°,8. P. 92 (Soir). T. 39°,9. P. 92.

Le 11. — Epistaxis. Langue saburrale. Douleurs abdominales, deux selles. T. 40. P. 96 (Soir). T. 40°,4. P. 100.

Le 12. — T. 39°,4. P. 92. Langue sèche (Soir). T. 39°. P. 80.

Le 13. — T. 39°,4. P. 88. trois selles, nuit assez bonne. Abdomen météorisé. Le lobe gauche du foie est un peu développé (Soir). T. 39°,8. P. 88.

Le 14. — *A eu des frissons pendant la nuit*, T. 39°,2. P. 100 (Soir). T. 39°,9. P. 100.

Le 15. — Langue sèche, rôtie, plusieurs selles séreuses T. 39°2. P. 92 (Soir). T. 40°. P. 92. Langue sèche, la transpiration commence à s'établir.

Le 16. — Transpiration abondante hier au soir T. 38°,6. P. 92 (Soir). T. 39°,2. P. 96.

Le 17. — T. 38°,4. P. 88. Langue plus humide. Ventre météorisé. Un peu de sommeil (Soir). T. 38°,4. P. 84.

Le 18. — T. 38°,6. P. 80. Céphalalgie. Langue rouge, sèche, gargouillements dans la fosse iliaque, trois selles (Soir). T. 38°,4. P. 76, a eu un accès de fièvre commençant à midi et se terminant à trois heures et demi.

Le 19. — T. 37°,6. P. 80 (soir) T. 37°,8. P. 80.

Rien de particulier jusqu'au :

25. — Accès de fièvre vers deux heures de l'après midi et se terminant par une abondante transpiration vers huit heures du soir. T. 39°,4. P. 100.

Le mieux se maintient jusqu'au 30 où un nouvel accès de fièvre parcourt ses trois stades, et le malade est envoyé aux Pitons à la date du 11 novembre.

La longueur des observations que nous venons de transcrire nous fait craindre de fatiguer l'attention de ceux qui voudront bien les parcourir ; cependant nous ne pouvons résister au désir d'en relater au moins une sur un accès pernicieux venant compliquer la dothiénentérie ; c'est celle d'un accès algide.

Prigent, 23 ans, né à Peloue (Finistère) matelot du « Château-Renaud ». Entré à l'hôpital le 4 juin 1880 à cinq heures du soir, porteur de la note suivante du médecin major du bord :

« Cet homme s'est présenté pour la première fois à « l'infirmerie du bord le 31 mai au matin. Son facies était « si caractéristique, qu'il était impossible de ne pas dia- « gnostiquer son affection à première vue. J'ai pensé que « le malade était au deuxième septenaire d'une fièvre « typhoïde grave. Expression de stupeur, parole lente, « yeux caves, faiblesse générale, langue rôtie, gargouille- « ment dans la fosse iliaque droite. Pas de pétéchies, ni de « taches rosées. Insomnie. Anorexie, soif extrême. Pouls « très fréquent. Céphalalgie. Voici le résumé de son obser- « vation et du traitement :

« *Le* 31 *mai.* — T. 40°,5 (Soir). T. 40°,5, sulf. sodi-
« que, extrait de quinquina. Acétate d'ammoniaque.

« *Le* 1er *juin.* — T. 39° (Soir). 40°,5, sulf. de quinine
« 1 gramme.

« *Le* 2. — T. 40°5 (Soir). T. 40°4. Même prescription.

« *Le* 3. — T. 40°,1 (midi). T. 40°, (3 h.). T. 39°,8
« (Soir), 39°,8.

« *Le* 4. — Nuit mauvaise, délire, carphologie, langue
« rôtie, saignante, commencement de fuliginosités, selles
« involontaires, pouls agité. Même potion additionnée de
« tafia à la suite d'une défaillance du malade ; sulfate de
« quinine à doses filées. »

Le malade arrive à 6 heures dans l'état suivant : peau couverte d'une transpiration très abondante et algidité des extrémités, pouls filiforme très accéléré, T. 40°. Délire, langue très sèche, rôtie, fuliginosités des gencives avec hémorrhagie passive. Selles involontaires, ventre météorisé, sensible à la pression. Gargouillement dans les fosses iliaques.

(Huit heures du soir). Transpiration toujours très abondante quoique moins froide. Délire un peu moins intense.

(Neuf heures du soir). Les sueurs sont devenues plus abondantes et glacées. La température qui ne peut être prise à cause de l'agitation du malade semble avoir considérablement baissé. Pouls petit, très accéléré. Respiration précipitée et saccadée. Quoique la quinine prescrite ait été prise et conservée, tous ces symptômes vont s'aggravant et la mort arrive à 9 heures 1/2.

Autopsie.

Cavité thoracique. — Rien d'anormal.

Cavité abdominale. — La muqueuse de l'estomac offre

de nombreuses ulcérations occupant presque toute son épaisseur. Elles sont plus étendues et plus nombreuses au grand cul-de-sac que partout ailleurs et entourées chacune d'une congestion manifeste. *Intestin grêle* : présente dans toute l'étendue de l'iléon de nombreuses plaques de Peyer, les unes gauffrées, les autres ulcérées, celles-ci sont les plus nombreuses. On trouve aussi des follicules isolés dont la plus grande partie sont ulcérés.

La *rate* pèse 250 grammes, dure, carnifiée avec un point de ramollissement dans sa partie centrale.

DISCUSSION.

Telles sont les observations que nous avons pu recueillir pendant notre période de séjour à la Martinique, observations qui démontrent assez l'existence de la fièvre typhoïde dans la colonie, aussi bien sous la forme légitime que compliquée d'accès paludéens.

Dans cette dernière forme quelle est l'influence de l'impaludisme sur la dothiénentérie, quelle relation existe entre le miasme paludéen et le miasme animal ?

Nous n'hésitons pas à dire que chaque miasme nous paraît avoir une action complétement indépendante. Malgré la grande autorité de M. le professeur Collin, nous estimons que, si Boudin avait une opinion exagérée en admettant entre le miasme paludéen et le miasme animal un antagonisme que l'expérience a démontré ne pas exister, par contre, M. le professeur du Val-de-Grâce pêche par excès contraire en englobant en quelque sorte complétement l'action de l'un des miasmes dans l'autre, quand il écrit que les fièvres typhoïdes palustres ne sont que la transformation d'une pyrexie primitivement paludéenne, après lésion de l'organisme.

L'élément typhoïgène n'apparaîtrait donc, suivant ce savant professeur, qu'au moment où se montreraient les lésions produites par la fièvre paludéenne.

Nous reconnaissons que l'impaludisme peut produire des lésions d'une haute gravité; mais on peut se demander pourquoi, dans les fièvres intermittentes rebelles, conduisant même les malades jusqu'à la cachexie palustre la plus profonde, on ne voit pas nécessairement apparaître la fièvre typhoïde, puisque les lésions de l'organisme sont portées à leur summum d'intensité et affectent les organes les plus divers. Il faut encore noter que, de l'avis de tous les observateurs, la dothiénentérie est beaucoup plus rare chez les personnes habitant depuis longtemps une colonie, que chez les nouveaux arrivants. Or, chez les premières, n'y a-t-il pas une ancienne intoxication paludéenne, intoxication s'étant manifestée par ce syndrôme si compliqué qui a reçu le nom d'acclimatement ?

Il nous paraîtrait rationnel de conclure que si la fièvre typhoïde palustre n'est que la transformation de la fièvre paludéenne, plus grande sera l'intoxication paludéenne, et plus de chances on aura de voir la transformation se produire; cependant c'est le contraire qui a lieu.

L'idée de donner comme genèse à l'élément typhoïgène l'altération produite par l'impaludisme, nous reporte à la théorie de Bouillaud, et il nous paraît curieux de comparer ces deux opinions.

Pour Bouillaud, en effet, la gastro-entérite, phlegmasie

du tube digestif, ne devenait fièvre typhoïde qu'autant que des ulcérations, éléments typhoïgènes, se montraient dans ce tube.

Pour M. le professeur Collin, une fièvre paludéenne existe, qui ne devient fièvre typhoïde qu'autant que des altérations de l'organisme, éléments typhoïgènes, se sont déclarés.

Ne semble-t-il pas qu'une sorte de solidarité doive exister entre ces deux théories de la genèse typhique, et que les modifications apportées à la première puissent être applicables à la seconde ?

Cette modification serait l'opinion émise par M. Torres-Homem, qui admet deux miasmes marchant de pair, tout en présentant, suivant les cas, une intensité plus grande de l'élément paludéen ou de l'élément animal.

On pourrait exprimer cette pensée d'une façon plus claire au moyen d'une formule : soit A l'élément paludéen, B l'élément animal ; on aura :

A = fièvre intermittente,

B = fièvre typhoïde,

B + A = fièvre typhoïde palustre,

B + 2A = fièvre rémittente typhoïde, ou plutôt fièvre typhoïde palustre dont le facteur paludéen est double.

Chaque facteur est-il besoin de le dire, pouvant être 3, 4, 5 fois plus grand, on aura toutes les formes les plus graves de l'intoxication palustre unie à l'intoxication animale.

De ce que l'élément paludéen se montre dans le cours d'une fièvre typhoïde ou même avant, on ne peut conclure que celle-ci n'en est que la transformation, car il faudrait alors généraliser cette idée de genèse à presque toutes les maladies fébriles exotiques. C'est cet élément paludéen, en effet, qui donne à la pathologie des pays chauds son caractère particulier. Tous les individus ayant vécu un certain temps dans les zônes intertropicales sont nécessairement soumis à son influence. Parfois, il est vrai, celle-ci peut être méconnue parce que l'individu n'en ressent pas immédiatement les effets pendant son séjour dans la colonie : mais qu'il change de climat ou que la constitution atmosphérique de la colonie varie brusquement, et les manifestations paludéennes apparaîtront. Nous avons vu, en effet, de nombreux Européens supporter le climat de la Martinique pendant deux ou trois ans, sans jamais avoir ressenti les atteintes de la fièvre intermittente, et voir apparaître le premier accès, soit pendant la traversée de retour, par le travers des Açores, soit dès les premiers jours de leur arrivée en France.

Dans ce cas l'impaludisme est en quelque sorte à l'*état latent;* il faut qu'une cause occasionnelle en détermine les manifestations. Cette cause peut être la fièvre typhoïde qui détruisant l'équilibre de l'organisme donne le coup de fouet au miasme paludéen endormi.

Mais, dira-t-on, lorsque les accès de fièvre intermittente se sont montrés avant la fièvre typhoïde elle-même, celle-ci n'est plus la cause déterminante des accès paludéens ?

Cela va de soi ; nous dirons même plus, ces accès de fièvre paludéenne précèdent la dothiénentérie dans la grande majorité des cas.

C'est sans doute cette opposition secondaire des accidents typhiques qui a conduit M. Collin à ne voir en eux qu'une transformation de l'élément paludéen ; et cependant nous persistons à ne voir dans ce cas qu'une fièvre typhoïde venant frapper un individu déjà impaludé.

Consultons, en effet, l'observation III.

Ce malade a eu des accès paludéens : il en a un le jour où se déclarent les accidents typhiques, puis quatre jours s'écoulent sans aucune manifestation paludéenne, au bout desquels celle-ci apparaît pour s'éteindre au moment de la défervescence.

Mais combien sont probantes les observations IV et II ! !

Dans la première, un noir, c'est-à-dire un homme impaludé depuis sa naissance, voit des accidents typhiques se déclarer d'emblée, et pendant tout le cours de leur évolution on ne constate que trois accès de fièvre intermittente à des intervalles très éloignés.

Dans la deuxième, un jeune matelot, à peine arrivé dans la colonie, est atteint de fièvre typhoïde ; il n'a jamais eu de fièvre intermittente ; ce n'est que pendant le septième jour de sa maladie que les phénomènes de l'intoxication paludéenne se déclarent, et cela pendant trois jours seulement, après lesquels ils semblent avoir complètement disparu.

Voici donc deux hommes, l'un impaludé, l'autre à peine arrivé, qui dans tout le cours d'une dothiénentérie n'ont présenté que trois accès paludéens !

N'est-il pas évident que chez eux il y a une prédominance de l'élément animal sur l'élément paludéen, et peut-on admettre qu'une maladie durant deux ou trois septenaires et présentant les symptômes les mieux caractérisés comme entité morbide, ait pour cause occasionnelle une fièvre palustre qui ne se manifeste que trois fois durant ce long espace de temps et ne doive son apparition qu'aux lésions déterminées par cette cause occasionnelle?

Peut-on admettre que l'une ne soit que la sujette de l'autre, que dis-je, qu'elle n'en soit que la transformation?

Comment expliquer les cas signalés par MM. Sorel et P. Dupont, dans lesquels les accès de fièvre intermittente ne se sont montrés que pendant la convalescence?

En admettant même que l'impaludisme fût à l'état latent, aurait-il pu occasionner des lésions capables de devenir éléments typhoïgènes?

Nous ne nous étonnons plus, après nos observations personnelles, que M. le professeur Torres-Homem admette l'indépendance d'action absolue des deux miasmes sur l'organisme et partageons entièrement sa manière de voir à ce sujet.

Cette division en miasmes animaux et miasmes végétaux est, nous le reconnaissons, trop absolue. Quel marais ne renferme des myriades d'animalcules en voie de décomposition? et par contre, dans les milieux où l'on suppose les miasmes animaux en plus grand nombre, comme dans les appartements encombrés, les casernes, etc., combien est grand le nombre des miasmes végétaux! Mais jusqu'à ce que des analyses minutieuses aient en quelque sorte dosé la quantité de mycrophites ou de mycrozoaires contenus dans l'air de la localité où se feront les observations, en tenant compte de toutes les causes météorologiques qui peuvent jouer un rôle dans leur production, jusqu'à ce que, disons-nous, de pareilles observations aient été faites et nous aient montré la part qui revient à chacun de ces éléments dans la production des maladies si diverses dans les pays chauds, nous devons nous borner à admettre que la fièvre typhoïde a pour cause un miasme animal, alors que la fièvre intermittente est due à un miasme paludéen et laisser à l'avenir le soin de nous éclairer sur ce point d'une importance aussi capitale.

M. Sorel croit aussi que la fièvre typhoïde ne peut dériver de la fièvre paludéenne. Mais il constate l'intercurrence de l'élément paludéen et son indépendance d'action ; il est un fait que nous nous étonnons de lui voir méconnaître, c'est l'apparition de cet élément pendant le cours de la fièvre typhoïde et non pas seulement dans le courant de la convalescence. Si, en effet, l'intermittence des accès fébriles signalant le début d'une fièvre typhoïde dans un pays palustre, ne peut, suivant cet observateur, expliquer d'une façon absolue, l'idée d'une influence maremnatique, on nous accordera tout au moins que cette dernière en est bien la cause la plupart du temps. En outre, pourquoi chercher à donner une autre cause que l'impaludisme aux frissons, à la chaleur et aux sueurs qui se montrent au début d'une fièvre typhoïde, lorsque le malade est notoirement impaludé et qu'il y a accès de fièvre intermittente antérieurs à sa dernière maladie ? Est-il aussi nécessaire, pour expliquer les défervescences brusques qui surviennent dans le cours de la fièvre typhoïde palustre, d'invoquer un accès pernicieux algide ?

Les observations que nous avons reproduites ne montrent-elles pas que la simple rémission, qui survient à la fin d'un accès ordinaire, peut abaisser la température subitement de près de 1°,5 ?

Est-il bien avéré que, dans l'accès pernicieux algide intercurrent, la température tombe bien au-dessous de la normale? Dans l'observation que nous produisons, malgré l'algidité des extrémités et les sueurs profuses glacées, elle n'est pas tombée au-dessous de 39°.

Comme M. Sorel, et ainsi que nous l'avons déjà dit, nous avons presque toujours vu les accès intermittents entraver la convalescence, mais toujours ces accès s'étaient déjà montrés avant ou pendant la fièvre typhoïde.

Nous conclurons donc en disant que les deux miasmes produisent des phénomènes qui marchent de pair.

Tout organisme débilité devenant un terrain propre à l'évolution d'une maladie, il peut arriver que, si cette débilitation est due à l'intoxication paludéenne, l'intoxication animale se produise plus facilement ; et que si par contre elle est due à l'évolution du miasme animal, celui-ci ne donne en quelque sorte l'élan au miasme paludéen qui était à l'état latent.

Mais quel que soit l'ordre d'apparition des phénomènes dus à chacune de ces intoxications, la marche des uns n'est nullement modifiée par le voisinage des autres.

Quand on est appelé à donner des soins à un malade présentant cette double intoxication, on ne fait que se trouver en présence d'une fièvre typhoïde légitime pendant le cours de laquelle se présentent des accès de fièvre intermittente.

L'observation II nous le démontre d'une façon bien claire : la température étant à 39°, un accès survient qui la porte à 40°,5, et l'accès terminé, le chiffre 39° réapparait, c'est-à-dire la fièvre typhoïde reprend son cours normal.

DE L'ENTITÉ DE LA FIÈVRE RÉMITTENTE TYPHOÏDE PALUDÉENNE.

M. Torres-Thomem donne ce nom aux fièvres typhoïdes palustres pendant lesquelles les accès intermittents sont quotidiens ou double quotidiens.

C'est à dessein que nous n'avons pas mentionné cette troisième forme que signale M. le professeur de Rio-de-Janeiro.

En effet, de son aveu même, il est extrêmement difficile de faire un diagnostic différentiel entre cette rémittente typhoïde et la typhoïde palustre. Nous sommes plus que convaincu de cette difficulté, car nous pensons que ces deux formes ne sont qu'une seule et même maladie.

Le seul élément de diagnostic un peu sérieux qui ait été donné est que dans la rémittente typhoïde paludéenne le thermomètre atteint d'emblée 40° ou 40°,5 ; tandis que dans la fièvre typhoïde palustre, la température ne dépasse pas 38°,5, ou 39°.

En outre la première forme est beaucoup plus grave que la seconde.

Sont-ce là des différences assez tranchées pour nécessiter la création d'une dénomination nouvelle? Et encore, ce début à 40° est-il bien réel ? Puisque les accès paludéens sont aussi rapprochés et irréguliers, il doit être bien difficile d'arriver à point pour saisir l'intervalle de deux accès. Nous ne voulons pas nier le fait, tant s'en faut, mais nous devons avouer que nous n'avons jamais vu une fièvre typhoïde avec accès intermittents, débutant d'emblée par un degré thermométrique aussi élevé.

Quant à ce qui est de la gravité plus grande, elle n'a rien qui doive étonner puisque l'un des éléments morbigènes étant d'intensité normale, l'autre a atteint le plus haut degré d'énergie.

Nous pensons que c'est surcharger le cadre de la pathologie exotique, que de donner un nom nouveau dû uniquement à la prédominance de l'élément paludéen. C'est ce qui nous a fait dire plus haut en parlant de cette rémittente « ce n'est qu'une typhoïde palustre dont l'élément paludéen est double ou triple. »

La fièvre rémittente typhoïde bilieuse, qui a été déjà bien souvent mentionnée dans les pays intertropicaux et dont on a paru vouloir faire aussi une entité morbide nous semble devoir rentrer dans l'unique forme de la typhoïde palustre.

Nous savons, en effet, quelle est la fréquence des accidents bilieux dans les pays chauds, nous avons même signalé la fréquence des formes abdominales et bilieuses de la fièvre typhoïde, hé bien, qu'à cette typhoïde à *forme bilieuse* vienne s'ajouter l'élément paludéen à sa double puissance et nous aurons « la *fièvre typhoïde bilieuse palustre* avec élément paludéen à sa double puissance. »

Est-il besoin, nous le répétons, de donner un nom à chacune de ces formes et de dire : Fièvre typhoïde palustre. Fièvre remittente typhoïde. Fièvre rémittente typhoïde bilieuse? Et ne vaudrait-il pas mieux dire : Fièvre typhoïde palustre avec prédominance de tel ou tel élément, comme l'on dit déjà fièvre typhoïde à forme thoracique ou abdominale en énumérant ces diverses formes dans la description d'une seule maladie qui est la fièvre typhoïde?

Nous n'admettons donc pas la classification de M. Torres-Homem et nous nous bornerons à ces deux formes de la fièvre typhoïde dans les pays intertropicaux.

1° Fièvre typhoïde légitime.

2° Fièvre typhoïde palustre avec intensité plus ou moins grande de l'élément paludéen se surajoutant simplement à l'élément animal.

CAUSES

Il nous paraît inutile de consigner ici les causes de la fièvre typhoïde ; ce serait nous exposer à des redites et fatiguer inutilement l'attention de nos lecteurs.

Personne n'ignore, en effet, qu'à la Martinique, comme partout ailleurs, l'encombrement, soit dans les maisons de la ville soit dans les casernes, ou bien le manque d'aération, etc., produisent les mêmes effets.

L'élément paludéen existe à un haut degré à Fort-de-France ; la ville, en effet, est entourée d'une part, par la plaine qui s'étend au nord entre la rivière « Monsieur » et la rivière « Madame », à l'est par les plaines du Lamentin ; toutes, est-il besoin de le dire sont marécageuses et placées de telle façon que les vent régnants en rabattent les émanations sur la ville. A ces émanations s'ajoutent, pour le fort Saint-Louis, celles qui proviennent du canal boueux qui l'entoure dans un tiers de son pourtour.

Aussi le plus grand nombre des cas de fièvre typhoïde palustre ont-ils été observés sur des soldats casernés dans ce fort ou dans les quartiers de l'artillerie ; et l'épidémie de 1879 ne fut-elle enrayée que par le changement des campements de la garnison qui fut envoyée au Fort Desaix ou au camp de Balata.

Nous venons de prononcer le mot d'épidémie. Quoique le caractère épidémique et contagieux de la fièvre typhoïde ne soit plus à démontrer, nous devons cependant noter qu'il fut très marqué en 1879.

Ce fut, en effet, le vaisseau amiral le « *Lagalissonière* » qui vit le premier un foyer épidémique se déclarer à son bord dès son arrivée de France. La traversée avait été longue, l'équipage nombreux, les sabords fermés et par suite l'aération du navire des plus défectueuse. Un grand nombre de malades furent envoyés à l'hôpital militaire de Fort-de-France, et peu de jours après les troupes casernées au fort Saint-Louis et à l'artillerie furent atteintes.

Nous pensons aussi que la hauteur du niveau de la nappe d'eau souterraine, sur l'influence pathogénique de laquelle Pettenhofer a attiré l'attention dans sa théorie de la « *Grandwasserstand* » doit jouer un rôle dans la genèse de la fièvre typhoïde. Celle-ci, en effet, est fréquente à Fort-de-France, alors qu'elle est relativement rare à Saint-Pierre. Or, la première de ces villes est bâtie sur un terrain d'alluvions, et il suffit de creuser le sol à un mètre pour trouver la nappe d'eau, tandis que la seconde est située sur des terrains secondaires.

MARCHE ET DURÉE. — TRAITEMENT.

La fièvre typhoïde légitime ne diffère pas sensiblement comme marche et comme durée de celle que l'on observe en Europe. Cependant la convalescence s'établit moins rapidement et la plupart des malades ont dû, après leur guérison, être envoyés en convalescence dans leurs foyers.

Ce fait n'a d'ailleurs rien qui doive surprendre : le séjour aux colonies affaiblissant graduellement l'homme bien portant, il est facile de concevoir que celui qui cherche à récupérer ses forces le fasse d'une façon plus lente que dans un climat à température moins élevée.

Nous avons parlé déjà de son traitement.

La marche de la fièvre typhoïde palustre est beaucoup plus irrégulière, et la durée en est plus longue, car la convalescence est entravée par les manifestations de l'impaludisme qui persistent.

Il nous est arrivé de voir des convalescents n'ayant plus que quelques accès légers de fièvre intermittente, présenter tout à coup une recrudescence des symptômes fébriles et avoir une rechute devenant mortelle en quelques jours. Cette convalescence ne s'établit d'ailleurs jamais franchement avant la fin du troisième ou quatrième septenaire.

Connaissant les phénomènes qui caractérisent sa marche, il nous est facile de prévoir quel en devra être le traitement.

Quelques purgatifs légers au début, puis quand le thermomètre accuse une température assez élevée, des bains froids, dans le cas où aucune complication thoracique ne se présente, ou plutôt des lotions vinaigrées et aromatisées qui auront le double avantage d'abaisser un peu la température et d'entourer le malade d'une atmosphère qui le soustrait aux inconvénients de ses propres émanations.

Les toniques sous toutes les formes seront administrés dans le but de venir en aide aux forces de la nature. Quand la forme ataxique se déclare, ce qui est très rare, le musc donné concurremment sera d'un grand secours.

Nous nous sommes également bien trouvé de l'administration du bromure de potassium chez les sujets à système nerveux facilement excitable et principalement chez les femmes.

Mais dès que le premier accès de fièvre intermittente se sera déclaré, et à plus forte raison si le malade déclare en avoir ressenti pendant les jours qui ont précédé son entrée à l'hôpital, on doit donner le sulfate de quinine à doses massives de prime abord pour diminuer ensuite progressivement de façon à maintenir l'influence quinique.

Est-ce à dire que l'on enrayera l'accès suivant? Assurément non, quoique cela soit quelquefois arrivé ; mais du moins on en atténuera l'intensité et on aura moins de chances de voir survenir la forme pernicieuse qui n'a que trop de tendances à se montrer.

Pendant la convalescence, le malade qui présentera presque toujours des accès de fièvre intermittente, le plus souvent de forme tierce, devra faire usage de la poudre de quinquina.

Il est, en effet, une chose curieuse à noter, c'est que le sulfate de quinine demeure sans action sur ces accès consécutifs, tandis qu'ils cèdent facilement à l'emploi de la poudre de quinquina.

Ne serait-ce point dû à ce qu'il y a eu accoutumance de l'organisme à la suite des doses longtemps répétées pendant le cours de la maladie ?

C'est une question à élucider ; pour nous, nous nous bornons à constater le fait. Le convalescent pourra être dirigé, vers les hauteurs de la colonie, sur un des établissements thermaux, à condition toutefois que sa constitution ne soit pas trop atteinte. Si dans ces altitudes, en effet, on jouit d'un climat à peu près tempéré, on vit malheureusement dans une atmosphère des plus humide, au milieu de pluies quotidiennes peu propres à faciliter un retour complet à la santé.

Il serait donc encore préférable d'opérer le repatriement immédiat du malade, suprême ressource pour la guérison complète de presque toutes les maladies intertropicales !

CONCLUSIONS

De tout ce qui précède nous tirerons donc les conclusions suivantes :

1° La fièvre typhoïde existe à la Martinique (et qui dit Martinique dit pays intertropicaux en général) sous deux formes :

A. — A l'état légitime.

B. — Compliquée d'accès paludéens intercurrents.

La première n'est pas seulement importée ; elle naît sur place. Ce qui le prouve c'est qu'on ne peut admettre, pour un poison typhoïgène, une incubation durant 6, 8 et même 22 mois. Cette fièvre typhoïde légitime ne diffère pas sensiblement de celle qu'on observe en Europe.

La seconde se distingue par l'apparition d'accès paludéens intercurrents, compliquant sa marche et prolongeant sa durée.

2° Dans celle-ci, le miasme paludéen et le miasme animal ont une entière indépendance d'action.

3° La fièvre typhoïde palustre n'est pas la transformation ultime d'une fièvre paludéenne, car on ne peut admettre que, lorsque dans le cours d'une fièvre typhoïde durant trois septenaires on ne voit que trois ou quatre fois les manifestations de l'impaludisme, ces manifestations soient les causes génératrices de la première affection.

4° Nous préférerions ne pas voir décrire à part la fièvre dite « rémittente typhoïde palustre » et la « rémittente typhoïde bilieuse » car nous pensons qu'elles ne sont qu'une « typhoïde palustre » avec exagération des symptômes paludéens.

Enfin le traitement de la fièvre typhoïde légitime est le même que celui de la fièvre typhoïde d'Europe, tandis que l'on doit user du sulfate de quinine et de la poudre de quinquina, lorsque surviennent les manifestations de l'impaludisme.

Imp. A. DERENNE, Mayenne. — Paris, boulevard Saint-Michel, 52.

Imp. A. Derenne, Mayenne. — Paris, boulev. Saint-Michel, 52.

www.ingramcontent.com/pod-product-compliance
Lightning Source LLC
LaVergne TN
LVHW020043170826
845678LV00001B/402

* 9 7 8 2 3 2 9 6 8 9 1 8 0 *